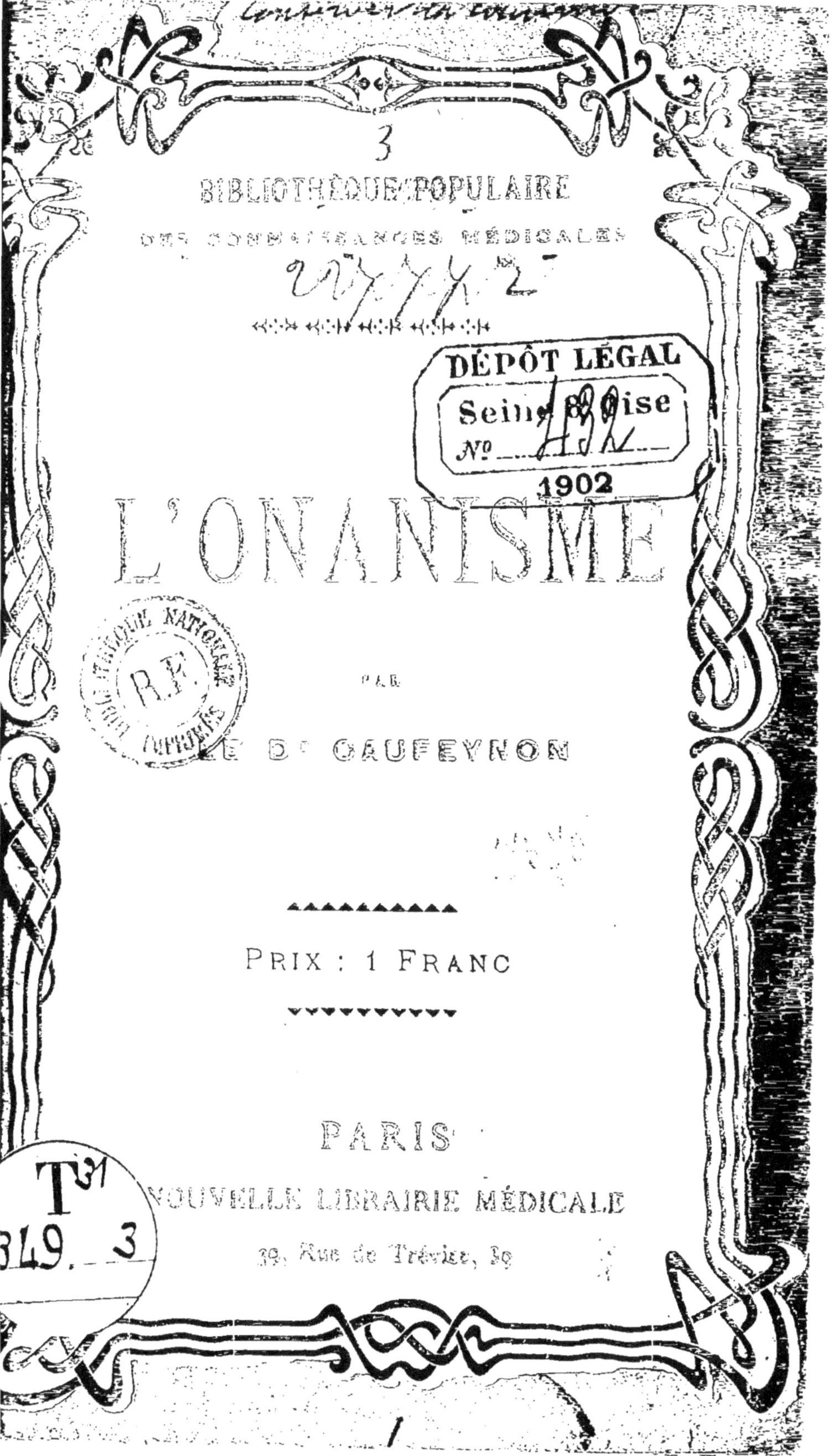

L'ONANISME

PAR

LE Dr GAUFEYNON

PRIX : 1 FRANC

PARIS
NOUVELLE LIBRAIRIE MÉDICALE
39, Rue de Trévise, 39

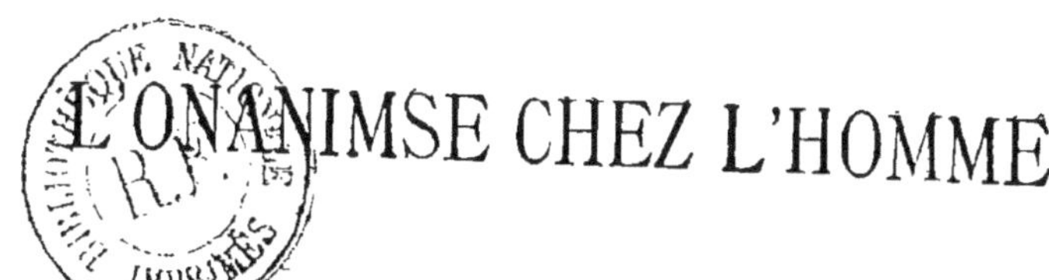

L'ONANIMSE CHEZ L'HOMME

Docteur CAUFEYNON

L'ONANISME
CHEZ L'HOMME

Causes

Formes — Procédés

Conséquences

<hr>

PARIS

NOUVELLE LIBRAIRIE MÉDICALE

39, RUE DE TRÉVISE, 39

I

APERÇU HISTORIQUE

Le livre de Tissot. — Origine du terme

Définition

I

APERÇU HISTORIQUE

Le livre de Tissot. — Origine du terme.
Définition.

————

Nous ne confondons pas ici l'onanisme avec les excès vénériens, comme l'ont fait nombre d'auteurs, car ce sont deux questions bien distinctes. L'onanisme n'entraîne pas nécessairement des excès vénériens ; considéré en lui-même, il n'est autre chose que la perversion du sens génital. C'est pourquoi l'étude des excès vénériens fera l'objet d'un volume spécial sous le titre d'*Abus des plaisirs vénériens*; d'autre part, comme l'onanisme constitue un sujet de grande importance, nous en faisons un livre spécial, le séparant ainsi des *Perversions sexuelles* qui comportent, elles aussi, matières abondantes.

Les Anciens n'avaient pas sur les choses d'amour les mêmes idées que nous, ils envisageaient l'onanisme avec la plus grande indifférence, aussi n'est-ce pas dans les œuvres médicales qu'il est possible de trouver des indications, mais bien dans les poésies satyriques du temps.

On fait remonter à Hippocrate la première mention des désordres qu'entraîne l'onanisme ou les abus des plaisirs vénériens. « La phtisie dorsale, dit-il, vient de la moelle, elle attaque principalement les nouveaux mariés et les gens adonnés aux plaisirs vénériens. » Mais il est à remarquer que ces lignes ne s'appliquent nullement à l'onanisme, il n'y est, en somme, question que du coït.

Ce ne fut réellement qu'au XVIIIe siècle que l'onanisme prit une grande importance, à la suite de l'apparition d'un livre anglais intitulé « Onania ». C'est de cet ouvrage que s'inspira Tissot, en 1760, en faisant paraître à son tour un ouvrage sur l'onanisme ; publié d'abord en latin, il fut réédité en français, en 1764, par l'auteur lui-même. Cet ouvrage eut un énorme succès et l'on ne peut que difficilement s'expliquer l'influence extraordinaire que ce livre a eu, non seulement sur le public mais encore sur beaucoup de médecins de l'époque. En effet, écrit dans un style déclamatoire, le *Traité de l'onanisme* est empreint d'une exagération souvent ridicule et les faits les plus disparates, que l'auteur a recueillis de bonne foi, démontrent tout au moins sa naïveté. Dans son ardeur à combattre l'onanisme, Tissot perd tout esprit de critique et l'on sent que l'auteur combat autant le péché que l'acte préjudiciable à la santé. C'est ce qui explique la fougue qui l'entraîne à des exagérations fâcheuses. Voici, du reste, comment le savant professeur de Montpellier, le Dr Lallemand, s'exprime à ce sujet :

« — Sous le point de vue scientifique, c'est une mauvaise compilation, sans choix, de vieilles autorités, de théories erronées ou hasardées, d'observations tronquées, souvent mal choisies ou insignifiantes, et d'erreurs graves ; le tout en style fort incorrect et souvent déclamatoire, aussi n'a-t-il pas eu grand succès parmi les savants. »

Le mot onanisme est connu de tout le monde, il désigne une des pratiques les plus pernicieuses et les plus répandues dans les deux sexes, pour se procurer les jouissances immodérées de l'amour, en dehors des moyens naturels.

Quant à l'origine du mot, Voltaire nous la donne dans son Dictionnaire philosophique :

« Judas avait marié son fils aîné Her, à la phénicienne Thamar. Her mourut pour *avoir été méchant*. Le patriarche voulut que son second fils Onan épousât la veuve, selon l'ancienne loi des égyptiens et des phéniciens leurs voisins, cela s'appelait susciter des enfants à son frère. Le premier-né du second mariage portait le nom du défunt, et c'est ce qu'Onan ne voulait pas. Il haïssait la mémoire de son frère et, pour ne point faire d'enfant qui portât le nom de Her, il est dit qu'il jetait sa semence à terre ».

Il faudrait savoir si c'est dans la copulation avec sa femme qu'Onan trompait ainsi la nature, ou si c'est au moyen de la masturbation qu'il éludait le devoir conjugal ? Il est probable qu'il fraudait, comme on dit aujourd'hui, et dans ce cas le terme d'onanisme serait impropre pour désigner l'acte qui, d'habitude, est pratiqué à l'aide de la main.

Quoi qu'il en soit, l'onanisme est un acte contre nature, fait à l'aide d'un organe vivant (main, langue) ou à l'aide d'un instrument quelconque (phallus, étui, morceau de bois, etc.), dans le but de provoquer le spasme vénérien (voir *Masturbation chez la femme*).

II

CAUSES

Défaut de satisfaction. — L'onanisme chez les bêtes
Les enfants pervers
Observations
Influences des professions

II

CAUSES

Défaut de satisfaction. — L'onanisme chez les bêtes.—
Les enfants pervers. — Observations. — Influences
des professions.

———

Si l'onanisme est pratiqué partout, chez
tous les peuples, c'est qu'il dérive chez
l'adulte d'une cause essentielle : le défaut
de satisfaction des besoins génitaux. Partout où il y a agglomération d'hommes
jeunes et vigoureux, mis par une circons-
tance quelconque dans l'impossibilité de se
satisfaire, l'onanisme apparaît avec toutes
ses variétés. Màtelots isolés sur les navires,
soldats en campagne, prisonniers, détenus

dans les bagnes, dans les pénitenciers, tous se livrent à l'onanisme, moins en raison de dépravation que du besoin de satisfaction génésique.

L'onanisme sévit pour les mêmes causes chez les bêtes. Burdack dit que : « Les cerfs en rut qui ne trouvent point de femelles se frottent contre les arbres pour déterminer l'évacuation du sperme. Les étalons et les baudets se frappent le ventre de leur membre génital jusqu'à ce qu'il s'en suive une éjaculation et les juments se frottent contre tous les obstacles qu'elles peuvent trouver, perdant assez souvent alors un mucus blanc et visqueux. On a vu des chevaux et des éléphants se livrer à l'onanisme : Blumemback a cité des chiens, un ours qui, ayant perdu sa femelle, vit un autre couple s'unir non loin de lui. Il est surtout commun chez les singes. »

La cause essentielle étant l'impossibilité de se livrer au coït il s'en suit que, si cette cause était la seule, l'onanisme ne s'observerait que chez les adultes, et ne serait qu'un expédient pour tromper la nature, il ne pourrait pas dégénérer en habitude. Il n'en est pas ainsi, puisqu'on l'observe même dans l'enfance; or, l'enfant n'éprouve pas ce besoin de la nature, c'est un besoin artificiel. Chez l'enfant, l'acte s'accompagne d'une jouissance qu'il cherche inconsciemment à reproduire. C'est vers l'âge de dix à quinze ans que l'onanisme est le plus fréquent. L'enfant commence à connaître la différence des sexes, il éprouve des sentiments indéfinissables, il trouve alors un camarade plus avancé qui instruit ceux qui sont ignorants. Dès lors l'onanisme reste une habitude pour un grand nombre d'adultes, auxquels rien ne serait plus facile que la satisfaction normale et la jouissance sexuelle.

Nous trouvons dans Lallemand des réflexions qui méritent d'être reproduites, et serviront à se faire une juste idée sur les enfants précoces :

« Il est évident, dit-il, qu'ils traitent bien différemment une femme ou un homme, qu'ils cherchent en elles les attributs de son sexe, quoiqu'ils n'en aient pas une idée nette. C'est un mystère qui les préoccupe et dont la solution les tourmente sans cesse. On les voit continuellement lutiner leurs bonnes, les femmes de chambre, tout ce qui porte un jupon ; on rit ordinairement de ces enfantillages, mais si l'on y regardait de près, on reconnaîtrait, par des signes non équivoques, que l'instinct génital est éveillé. On en voit se pencher doucement derrière une femme

qui travaille à terre ; s'approcher d'une
échelle sur laquelle une autre est perchée ;
rester en contemplation sous un balcon pour
voir une jambe qui s'avance ; se glisser
furtivement dans une chambre pour assister
à la toilette d'une sœur, ou bien l'épier
pendant son sommeil. Ils ne savent pas ce
qu'ils cherchent, mais une impulsion secrète
les pousse avec persévérance, éveille et guide
leur intelligence ; ils finissent par découvrir
quelque chose et ils y parviendront d'autant plus facilement qu'on se défie moins
d'eux. Leurs idées sont vagues, mais toutes
les sensations qui s'y attachent sont très
vives et laissent dans leurs imaginations
une impression profonde, ineffaçable, dont
la mémoire se conserve encore avec une
netteté parfaite dans l'âge mûr et même
jusqu'à la vieillesse. J'ai pu juger de la
puissance de ces souvenirs et des ravages

qu'ils avaient faits, par le détail minutieux dans lequel sont entrés beaucoup de mes malades, sur des circonstances de cette nature qui dataient de 30 et 40 ans et qui n'avaient eu que trop d'influence sur le reste de leur vie.

« L'un d'eux avait failli périr à l'âge de 8 ans pour avoir contemplé, avec trop d'affectation, la jambe nue d'une blanchisseuse ; il s'était tellement rapproché du bord de l'eau, pour voir un peu plus haut, que la terre s'était éboulée sous ses pieds et qu'il se serait noyé, si cette femme n'était venue à son secours. Il avait 45 ans, lorsqu'il me donnait ces détails, sa santé était détériorée par des pollutions diurnes dues à la masturbation, et le souvenir de ces jambes nues y avait contribué plus que tout autre cause en faisant travailler son imagination.

« Un autre, à l'âge de 7 ans, ayant conduit à un bain de rivière, avec sa mère, quelques amies, remarqua très bien, malgré leurs peignoirs et toutes les précautions qu'elles prirent, des formes différentes de celles de l'homme, et quand il fut sur les genoux de l'une de ces dames, il sentit un plaisir inexprimable à presser ses épaules contre les saillies qu'il avait remarquées et dont il appréciait, avec un vif sentiment de plaisir, la fermeté. Les sensations qu'il éprouva se décélèrent même par des signes si évidents, qu'on jugea convenable de ne plus l'exposer à de nouvelles observations; mais celles qu'il avait faites ne sortirent jamais de sa mémoire; son imagination s'en empara plus tard pour s'en repaître et alimenter des plaisirs solitaires qui ruinèrent sa santé.

« D'autres avaient surpris une femme endormie dans une position un peu hasardée, ou bien ils avaient aperçu un sein débraillé d'une nourrice ou d'une cuisinière et ces apparitions, si insignifiantes en apparence, avaient été pour eux le sujet de conjectures sans fin, jusqu'à ce que un autre hasard leur en fit trouver les jouissances perfides que ces rêveries sont venues alimenter. »

Une des causes de l'onanisme réside dans l'état constitutif de l'homme; en effet, grâce à la disposition particulière de ses membres supérieurs et de ses organes reproducteurs, il peut atteindre ces derniers avec les mains et leur imprimer toutes sortes de mouvements. Chez l'homme conscient cette disposition établit la facilité d'accomplir un acte voluptueux, même quelquefois nécessité par un besoin pressant, comme dans le cas d'empêchement du coït; chez l'idiot, le crétin, sans que l'idée y soit pour quelque chose, les mains se portent aux organes génitaux et les excitent d'autant plus souvent que la jouissance y est provoquée spontanément.

La disposition du prépuce constitue chez beaucoup un agent provocateur érotique; ses frottements alternatifs dans la marche ou de tout autre mouvement, éveille l'idée du plaisir et invite à le satisfaire. Quelquefois le prépuce, très allongé, recouvre complètement le gland, il laisse s'accumuler, entre la muqueuse et le gland, un dépôt de matières qui irritent le pénis et déterminent son érection.

On a signalé l'influence de certaines professions sur l'entraînement à l'onanisme: en effet, des ouvriers sont plus que d'autres, par les mouvements imprimés à leur corps par leur métier, excités dans leurs parties génitales; d'autres le sont par des circonstances particulières, constamment répétées, où les placent leur profession; l'imagination amène l'excitation génésique.

Les baigneurs de nos plages, dit le docteur Pouillet, dont l'emploi consiste à faire nager et soutenir, à porter même des femmes ordinairement peu âgées et non sans distinction, ne restent pas, il faut l'avouer, indifférents au contact de ces êtres parfumés qui se serrent craintivement contre eux à l'arrivée de chaque lame; ils ne sont pas non plus insensibles à la vue de ces corps, souvent pleins de jeunesse, dont un coquet costume balnéaire dessine indiscrètement, l'eau aidant, les contours charmants et ne semble cacher un reste de nudité que pour aviver une malsaine curiosité. »

Les bottiers, les corsetiers, les coiffeurs, ne sont-ils pas dans le même cas? Les machinistes, les figurants, les souffleurs des théâtres, sont aussi sans cesse excités par le milieu ou ils vivent. Les souffleurs surtout, dans leur trou, au niveau des jambes des actrices, voient forcément des choses qui les surexcitent.

On connaît l'histoire de ce souffleur qui oubliait trop souvent de souffler lorsque les femmes étaient en scène. Etonné, un régisseur l'épia et le surprit un soir en flagrant délit de masturbation, le regard perdu dans les jupes de la jeune première; sa bouche entrouverte laissait échapper des sons inarticulés et non pas la phrase atten-due par l'artiste qui, surprise enfin du mu-tisme du souffleur et jetant un coup d'œil à ses pieds, ne put s'empêcher, au grand scandale du public, de rire aux éclats, en voyant la tête du malheureux, éperdu de plaisir et de honte.

La vue des images lascives, des tableaux

et des statues exprimant l'amour, la volupté sur leurs côtés physiques dans la nudité; les conversations équivoques, les gestes lascifs, le spectacle du coït pratiqué par les animaux, la lecture des romans ou des livres obscènes, certaines pièces de théâtre, etc., disposent à l'onanisme. L'amour contrarié, l'adversion qu'à tort ou à raison inspire quelquefois la femme, sa froideur, sa frigidité, son indifférence, le défaut d'harmonie entre les organes copulateurs des deux sexes, les infirmités physiques de la femme, tels sont encore les causes assez communes de masturbation.

Bien souvent l'onanisme, loin d'être une cause, est un effet. Il faut voir en lui la manifestation de certains états morbides innés ou acquis, le produit direct de la métamorphose de dégénérescences physiques, intellectuelles et morales, qui se transmettent par hérédité. L'onanisme, à ce titre, doit donc faire partie des grandes névroses qui troublent si profondément les fonctions nerveuses et qui dévient ou pervertissent les instincts primitifs.

III

FORMES ET PROCÉDÉS

Masturbation solitaire

Onanisme en commun. — Onanisme personnel

Étranger. — Manuel

Procédés étranges

Corps étrangers introduits dans le canal

III

FORMES ET PROCÉDÉS

Masturbation solitaire. — Onanisme en commun. — Onanisme personnel. — Étranger. — Manuel. — Procédés étranges. — Corps étrangers introduits dans le canal.

La *masturbation solitaire* est la plus fréquemment en usage, et c'est pour cette raison que presque tous les auteurs lui ont donné les noms de passion, de vice, de manœuvres solitaires. C'est par ce mode que débutent et que reviennent plus ou moins souvent ceux qui se livrent à d'autres procédés. C'est en effet la forme dont la simplicité permet de s'y livrer en tous temps, en tous lieux, partout ou on se

trouve seul; elle est secrète et par conséquent sauvegarde le vicieux de la honte
presque instinctive qu'engendre la vue
d'une action coupable.

Ordinairement l'onanisme solitaire est
manuel, cependant chez les adultes, chez
ceux qui possèdent quelques notions des
rapports intersexuels, chez les êtres blasés
mais ingénieux, il est souvent pratiqué
d'une autre façon.

Selon l'opinion du docteur Pouillet, *l'o-
nanisme en commun* est plus fréquent
qu'on ne serait tenté de le croire : « On s'en
rend compte en réfléchissant à ceci : que la
pudeur génitale, quoique à l'état de germe
en tous les hommes, est toutefois un sentiment plutôt acquis et raisonné que natif
et conséquemment général. Il s'en suit
d'une part que, à certaines époques de la
vie, durant l'enfance par exemple, la honte

d'une chose répréhensible et immorale,
n'est pas assez ressentie et développée dans
les êtres pour en empêcher l'exécution ; il
s'en suit d'autre part que le commerce habituel entre des personnes d'un même sexe,
et l'intimité entre des personnes de sexes
différents, détruisent souvent en elles toute
retenue. Phénomène qui se présente assez
vulgairement parmi les amants, les époux
et dans des groupes de camarades ; il s'en
suit enfin qu'il se rencontre de par le monde
beaucoup d'individus chez lesquels la pudeur
est restée embryonnaire, et beaucoup d'autres à qui l'attrait du plaisir fait oublier le
respect d'eux-mêmes et dédaigner le blâme
et le mépris de leurs semblables. Ce sont
ces raisons qui expliquent le peu de rareté
de la masturbation en commun. ».

L'onanisme personnel est mis fréquemment en usage par des amants, ou même

des époux pour terminer l'acte sexuel commencé par un coït incomplet. Les sodomistes passifs le pratiquent pendant l'acte contre nature auquel ils se prêtent, et surtout par des enfants, des camarades, qui réunis s'en vont par bandes dans les lieux écartés.

Zimmerman raconte que tout un collège trompait parfois son ennui par la masturbation. Le même auteur rapporte encore qu'un jour on découvrit, dans une ville, qu'une société entière de garnements de 13 à 15 ans, se réunissait pour pratiquer l'onanisme.

« Lorsque plusieurs bergers, dit Lallemand, sont habituellement ensemble, les désordres ne sont pas moindres, les plus jeunes sont bientôt pervertis par l'exemple des autres, et l'oisiveté donne à leur passion un haut degré d'intensité et d'imprudence. Mon ami Dunal, doyen de la faculté des sciences, dans une herborisation dans les Cévennes, surprit un jour au milieu des bois cinq ou six jeunes bergers, assis en rond, se livrant à leurs infamies, en face les uns des autres. A peine sa présence inopinée put-elle les empêcher de continuer et ils témoignèrent plus de contrariété d'avoir été dérangés que de honte d'avoir été surpris. Le plus âgé de ces misérables était à peine pubère ! »

Pouillet raconte qu'en 1876, un juge d'instruction de la Seine était chargé de procéder contre une association de jeunes voleurs, dont le plus âgé n'avait pas 20 ans. La bande entière n'était pas arrêtée, il fallait donc, à force d'adresse et même de menaces, arracher à ceux qui étaient détenus le nom de ceux que la police n'avait pas empoigné. Dans son interrogatoire, en répondant au juge, l'un des prévenus dit avec un ricanement : « Eh bien ! oui, il y a encore *Quarante-Sept*, mais je ne sais pas où il remise. » Le magistrat voulut savoir l'explication de ce singulier nom de guerre. Alors le chef des apprentis-bandits raconta qu'on avait donné ce sobriquet à l'un de leurs compagnons, à qui il fallait 47 mouvements de main pour amener l'éjaculation spermatique. Les dix ou douze jeunes gens dont se composait la bande se réunissaient en effet dans une chambre et se polluaient en commun, mais personnellement en comptant à haute voix le nombre de mouvements nécessaires à la terminaison de l'acte. Une convention réglée d'avance condamnait celui d'entre eux qui éjaculait le dernier à payer aux autres une chopine de vin !

L'onanisme étranger est celui exécuté

sur un individu par un autre. En général, l'acte est réciproque. Des collégiens, des prisonniers s'y adonnent, souvent ce sont des amants, ou encore des blasés, des peureux, qui demandent ce service aux prostituées. Quelquefois, ce sont des vieillards impuissants, confits en paillardise, qui payent des enfants pour ce répugnant travail.

« Nous tenons, dit le Dr Pouillet, d'un grand nombre de prostituées interrogées sur ce point, que l'on sollicite d'elles aussi souvent la masturbation que la fellation. Et les solliciteurs sont, soit des adultes dominés par la peur des maladies vénériennes, soit des êtres déjà vieux, que le coït laisse absolument apathiques. »

L'onanisme non manuel se pratique assez souvent pour diverses raisons, les mains se trouvent remplacées par des procédés bizarres et bien curieux. Quelques exemples sont cités par Lallemand :

« Doué d'un tempérament trop précoce, écrit un spermatorrhéique dans un mémoire adressé au professeur, j'en abusais dès l'âge de 8 à 9 ans, pour me livrer à la masturbation ou plutôt à des manœuvres plus nuisibles encore. C'est par la compression de la verge contre mes cuisses et contre le siège sur lequel j'étais assis que je provoquais ces déplorables jouissances, suivies ordinairement de quelques gouttes d'un liquide visqueux et transparent. Ce manège, que j'ai répété plusieurs fois par jour, dura jusqu'à l'âge de 16 ans. époque à laquelle je m'arrêtai complètement. épouvanté par le sang que je vis sortir plusieurs fois. etc. »

Plus souvent que la compression. les frottements du pénis sont utilisés, surtout dans le coucher sur le ventre, durant le quel la verge se trouve entre deux plans solides, le matelas d'une part et le ventre de l'autre.

Le professeur Lallemand a recueilli l'observation suivante :

« — Un M. A.., âgé de 8 ans, qu'on laissait coucher avec sa bonne pendant quelque temps, se pressait avec délices contre elle sans savoir pourquoi. La vue des formes de cette fille fit tressaillir sa jeune imagination et le jeta dans une sorte de tristesse dont il cacha soigneusement l'origine à tout le monde. A 13 ans, une jeune fille de 18 ans s'en servit plusieurs fois pour tromper ses désirs, sans permettre toutefois aucune intromission, mais seulement des frottements extérieurs. Peu de temps après, il fut envoyé au collège, où ces souvenirs funestes le suivirent, il en repaissait continuellement son imagination, et la nuit, il se remettait autant que possible dans les mêmes positions pour reproduire les mêmes frottements ; c'est ainsi qu'il contracta une habitude aussi pernicieuse que la masturbation, quoiqu'il se soit abstenu de l'usage de ses mains. Sa santé s'en ressentit, sa vue s'affaiblit ainsi que sa mémoire et son intelligence. »

Les jeunes gens qui ont quelques connaissances de la copulation, s'introduisent la verge dans un corps quelconque, c'est un simulacre de coït. On en a vu se servir de matelas et d'oreillers, auxquels ils avaient pratiqué un trou, d'autres ont utilisé les cavités naturelles que l'on voit sur certains arbres, ou les trous pratiqués par les taupes dans le sol. Des garçons bouchers se polluent dans un poumon de veau encore chaud et perforé pour l'usage.

D'autres fois la sensibilité spéciale du sens s'émousse et disparaît, les manœuvres qui àmenaient si promptement le résultat désiré restent impuissantes. Mais si la surface est morte pour le plaisir, peut-être la sensibilité n'a-t-elle pas abandonné les parties profondes. Aussi, est-ce là qu'on a vu les masturbateurs aller chercher et réveiller ce qui reste encore de sensibilité dans les organes génitaux. On a plusieurs exemples de ce mode d'onanisme féroce, qui aboutit à de graves accidents.

Tel est le cas de ce berger du Languedoc cité par Chopart : Depuis l'âge de 15 ans il se masturbait jusqu'à 8 fois par jour. L'éjaculation devenait de plus en plus difficile à obtenir. Pendant 11 ans ces manœuvres manuelles le conduisirent à un priapisme continuel sans résultat; il s'imagina alors d'introduire dans le canal de l'urèthre une tige

de bois de 6 pouces de longueur, pendant
16 ans l'éjaculation fut obtenue à l'aide de
ce procédé; quand il devint insuffisant, le
jeune homme s'incisa le gland dans la di-
rection du canal avec un couteau. Cette
opération, loin d'être douloureuse, lui procura une sensation agréable et une éjaculation abondante. La même expérience fut
souvent répétée avec le même résultat un
très grand nombre de fois. Aussi la verge, à
la suite de ces mutilations, était-elle fendue
en deux jusqu'au pubis. Alors, nouveau
recours à la baguette, qui était insinuée
dans la portion restante du canal de l'urèthre. Pendant dix ans elle procura l'éjaculation. Un jour, elle échappa des mains et
tomba dans la vessie, où elle produisit tous
les accidents des corps étrangers qui sé-
journent dans cet organe.

Voici un autre cas, non moins curieux :

Le masturbateur se servait d'un fil de fer
long de 7 à 8 pouces, dont il avait eu soin
de recourber le bout en forme de crochet,
pour se procurer sans doute des jouissances plus vives. Un jour que ces manœuvres
étaient plus désordonnées que d'habitude, il
creva la partie membraneuse du canal, et
dans les efforts qu'il fit pour retirer l'instrument sans y réussir, il s'enfonça le crochet
de plus en plus profondément dans les tissus; le Dr Fiardeau, de Saumur, lui fit une
opération.

Chez un autre malade, Lallemand parvint
à extraire, au moyen d'une incision, un ca-
relet à matelas, long de quatre pouces, qui
avait échappé aux doigts du masturbateur
à l'instant qui précède l'éjaculation et dont
la pointe, dirigée en haut, s'était fixée près
de la racine de la verge, quand l'instrument
fut poussé par le flot du sperme.

Sabatier retira avec la plus grande difficulté, d'un anneau de clefs, la verge d'un jeune individu, qu'il y avait engagée jusqu'à la racine.

Un autre avait passé sa verge dans un anneau de cuivre qu'on coupa avec de forts ciseaux.

Un individu avait fait de même dans une virole de fer mal polie, qu'on ne put extraire qu'en glissant au-dessous d'elle des morceaux de bois qui permirent de la limer sans blesser les parties sous-jacentes.

Un jeune homme, prenant un bain, s'imagina de se masturber en introduisant sa verge dans le trou de la baignoire pour l'écoulement des eaux, la tuméfaction du gland devint telle, qu'il lui fut dans l'impossibilité de se retirer de ce trou ; à ses cris on accourut, et on eut beaucoup de mal à le délivrer.

Un autre avait engagé sa verge dans une bobèche de chandelier, il fut délivré par Dupuytren.

Le même chirurgien a vu plusieurs fois des individus qui s'étaient serré la verge, au point de ne pouvoir plus délier la ligature. Quelqufois, une section circulaire s'était faite sur la peau et le canal lui-même avait été ouvert.

« Pendant mon internat à Lariboisière en 1859, dit Mousseaud, j'ai donné mes soins à un amateur de mœurs solitaires, qui s'était introduit dans le canal de l'urèthre deux pendants d'oreilles de formes inégalement olivaire. L'un avait cheminé dans la vessie, l'autre s'était arrêté dans la portion membraneuse de l'urèthre. L'extraction de ces deux corps étrangers entraîna des difficultés, des douleurs et des dangers, qui, j'en suis convaincu, n'auront pas guéri le malade de sa détestable manie. »

Louis Sen rapporte qu'en 1829, un jeune homme de 19 ans se polluait en s'introduisant dans le canal urinaire une tige herbacée, laquelle se brisa un jour et pénétra dans la vessie.

Brigal vit un homme de 38 ans qui utilisait, dans un but érotique, une tige de glayeul, cette tige se cassa dans la vessie et y séjourna deux mois, elle fut enfin extraite, elle mesurait 9 pouces de long.

IV

ONANISME COMPLET ET INCOMPLET

Définition

Excitation préalable. — Onanisme sans éjaculation

Corps excitateurs dans l'anus

Cas étranges

IV

ONANISME COMPLET ET INCOMPLET

Définition. — Excitation préalable. — Onanisme sans éjaculation. — Corps excitateurs dans l'anus. — Cas étranges.

***

L'onanisme incomplet est celui qui s'accomplit sans aucune sortie de sperme, ce qui se produit chez les impubères. Grâce aux pratiques exercées sur leur pénis, ces sujets développent en eux l'érection et un certain plaisir, qui cesse brusquement quand le système nerveux, amené à son dernier degré d'éréthysme, se détend. Il ne diffère de l'onanisme complet que par l'absence d'éjaculation et de la volupté que détermine le passage du sperme dans le canal.

Chez les pubères il existe deux autres genres de masturbation incomplète. La première n'est qu'une suite de manœuvres exercées sur le pénis, sans que cette opération soit continuée assez longtemps pour engendrer et le sperme, et l'émission spermatique. Telle quelle cette espèce est peu fréquente ; le nombre de ceux qui s'arrêtent en chemin sur la voie de la volupté est assez restreint.

Mais comme moyen d'excitation préliminaire du coït, de la pédérastie, de la bestialité, il est assez répandu. D'un autre côté, la plupart des masturbateurs, interrogés sur ce point, avouent qu'avant de se livrer à l'acte final, ils s'adonnent à l'onanisme incomplet, une ou plusieurs fois, afin d'augmenter l'intensité de la sensation voluptueuse.

La deuxième manière est celle qui, provoquée d'une façon ou d'une autre, détermine le spasme voluptueux, sans que nulle
trace de sperme ne se montre extérieure-
ment, parce qu'une compression assez
forte a été établie au moment de l'éjaculation, sur un point de l'urèthre, ordinairement à la base de cet organe.

Dans ce cas le sperme a bien été éjaculé
en fait, les vésicules séminales se sont vi-
dées, mais, rencontrant un obstacle infran-
chissable dans la route de sortie, la semence
a rebroussé chemin pour aller se jeter dans
la vessie.

Quelles sont les causes qui poussent certains individus à ce manège ? Les uns le
pratiquent par honte d'être découverts, par
crainte que les taches de leur linge ne
trahissent leurs habitudes ; d'autres croient
que, du moment que l'émission ne se pro-

duit pas au dehors, les dangers de l'onanisme ne sont plus à redouter. Ils se trompent, comme nous venons de le voir.

Voici des exemples d'onanisme incomplet : Deslandes dit que Fournier et Béguin ont rapporté l'exemple d'un jeune homme qui comprimait, au moment de l'éjaculation, les parties les plus reculées de l'urèthre, de telle sorte qu'il ne perdait pas une seule goutte de sperme ; cependant la fatigue qui succède aux efforts de ce genre, était, malgré ces précautions, aussi grande. Enfin les forces diminuèrent et la maigreur fit des progrès aussi rapides que si l'évacuation eut été complète.

« — Voici ce que m'écrivait un de mes malades, dit Lallemand :

« A 14 ans, je me livrais à la masturbation trois ou quatre fois par semaine et quelquefois à plusieurs reprises pendant le

jour. Pour prévenir l'émission de la semence, je serrais fortement la racine de la
verge. En effet, je ne voyais rien s'échapper dans le moment, ce qui me rassurait,
mais je remarquais plus tard que le
sperme sortait avec l'urine, la première fois
que je la rendais, etc. »

« Quelques individus ne se contentent
pas, dit Pouilllet, des seules pratiques pé-
niennes, d'autres fois, afin d'augmenter un
éréthisme trop faible, souvent aussi afin de
maintenir l'érection au degré nécessaire
pour l'accomplissement de l'acte, alors que
l'imagination surmenée et devenue impuis-
sante, ne réagit plus sur les organes, ces
êtres emploient des procédés barbares et
répugnants. La généralité de ces blasés se
malaxent, se frottent les testicules, ou demandent ce service à une compagne ou à
un complice ; d'autres n'hésitent point à

réclamer, tant sur le scrotum que sur le périnée, l'anus, le haut des cuisses et le ventre, des chatouillements, des caresses lascives et même des léchements féminins ou enfantins. Quelques-uns vont même plus loin ; on connaît des exemples de jeunes gens qui se sont, à l'aide d'aiguilles ou d'épingles, piqués ou traversés d'outre en outre la verge et les bourses. »

Beaucoup pratiquent encore la sodomie artificielle pour s'exciter à l'onanisme ; elle consiste à l'introduction des doigts ou de priapes ou de tout autre objet dans l'anus.

On a assuré au D⟨r⟩ Pouillet que certains masturbateurs âgés, se servaient d'une petite boule d'ivoire ornée d'une tige d'acier dont l'extrémité restait, durant l'usage, au dehors de l'anus; les mouvements brusques qu'on imprime à la tige métallique engendrent une série de vibrations qui se communiquent à la boule d'ivoire enfoncée jusqu'à la prostate, et déterminent de la sorte un ébranlement favorable à l'éréthisme génital.

Les exemples ne sont pas rares, en effet, d'individus qui viennent réclamer l'intervention chirurgicale pour l'extraction de corps étrangers qu'ils se sont introduits dans le rectum afin d'obvier, disent les uns, à une constipation opiniâtre, afin de calmer des douleurs d'entrailles, disent les autres; en réalité dans le seul et unique but de se créer quelque jouissance érotique.

— « Ici, dit Morand, c'est un sexagénaire qui vient se plaindre à la Charité d'avoir dans le fondement une canule de seringue, et qui, lorsqu'il sent le corps étranger saisi par les tenettes du professeur Gérard, termine lui-même l'opération en fuyant hors de l'hôpital, mais en laissant entre les pinces de l'opérateur étonné un gros affiquet de bois !

« Là c'est un homme de 30 ans qui abandonne dans son rectum un morceau de bois conique, long de 3 pouces et large à sa base de 2 pouces, lequel ne peut être retiré par Sancerotte qu'à l'aide d'une vrille !

« Voici un tisserand qui s'enfonce dans l'anus une navette garnie de son crochet et encore armée du fil.

« Voilà un religieux, cité par Nolet, qui insinue dans son rectum, pour se guérir de la colique assure-t-il onctueusement, une fiole remplie d'eau de la reine de Hongrie ! »

Desault parle d'un écrivain public qui s'était inséré dans le fondement un pot à confiture de 5 pouces de long, conique, sans anse, et dont la petite extrémité mesurait pouces de diamètre.

Cuffet raconte à la société médicale d'émulation, le cas d'un individu qui, s'étant enfoncé dans le rectum un verre de cabaret dont les fragments durent être retirés avec des tenettes, il ne fut pas pour cela guéri de sa fantaisie bizarre et s'enfonça plus tard, au même lieu, une carafe de cristal, qu'il brisa lui-même dans le paroxysme de la souffrance, à l'aide du manche d'une pelle à feu.

Ce même praticien raconte aussi l'histoire d'un cultivateur de 46 ans, qui, tout en se polluant d'ordinaire à l'aide d'un épis d'orge poussé dans le canal de l'urèthre, ne dédaignait pas toutefois la pollution postérieure. Tout d'abord, en effet, il se poussa dans le rectum une grosse tabatière de forme à peu près cylindrique, qui ne voulant sortir, le força à recourir aux soins du chirurgien. Mais cett opération ne lui profita guère, car peu de temps après il s'introduisit encore, dans l'intestin, un gobelet de bois qu'on ne put extraire cette fois, et qui causa sa mort.

V

AVERSION POUR LES FEMMES

Dépravation génésique
Abus

<h1 style="text-align:center">V</h1>

AVERSION POUR LES FEMMES

Dépravation génésique. — Abus.

Communément les masturbateurs cessent de l'être quand ils ont goûté au plaisir naturel du coït, mais cette règle n'est pas sans exception. Certains ont l'habitude enracinée, conservent au contraire et entretiennent une indifférence, même un dégoût. pour la femme.

Ceci tient à une dépravation génésique analogue à celle qu'on observe chez les sodomistes, qui fait que l'individu n'éprouve de jouissance que sous l'influence de sollicitations particulières et d'actes accomplis d'une façon spéciale, ou bien encore par suite d'une impuissance partielle qui, quoique suffisant encore à la masturbation, ne peut permettre le coït. En effet, le masturbateur ne manifeste ordinairement son mépris pour la femme qu'après avoir essayé, mais en vain, de pratiquer la copulation morale.

Deslandes a écrit ce qui suit :

« Une dépravation morale d'une autre espèce peut résulter de l'abus de la masturbation. L'esprit, habitué à chercher le plaisir dans un certain cercle d'idées, dans une série toute particulière de sensations, ne peut plus en trouver ailleurs. Les jouissances de l'onanisme sont alors les seules que le masturbateur peut éprouver. L'union des sexes n'a plus d'attrait pour lui, il ne s'y livre qu'avec répugnance, et place les sensations qu'elle lui procure bien au-dessous de celles que ses pratiques solitaires lui apportent. Le sens génital, le pouvoir de procéder à l'acte vénérien et de procréer subsistent; seulement les goûts dépravés ont pris la place des goûts légitimes. »

Lallemand dit encore :

« Les masturbateurs effrénés sont éloignés des femmes par leur passion solitaire. Dans le principe, c'était sur elles que se portaient leurs pensées, pour embellir un être idéal de tous les charmes d'une perfection imaginaire, mais l'habitude, qui les domine, change peu à peu la nature de leurs idées et ne leur laisse plus pour la réalité que de l'indifférence. Enfin plus tard les érections deviennent plus fugaces et trop incomplètes, pour qu'ils puissent désormais songer à des rapports sexuels; mais ils peu-

vent encore se livrer à leur fureur, malgré
la fluccidité presque absolue dans laquelle
restent les tissus érectiles. Dès lors, les plus
belles femmes ne leur inspirent plus que
de la répugnance, du dégoût, et ils finissent
par éprouver pour tout le sexe une aversion instinctive, une véritable haine.

« Ils n'osent pas toujours exprimer clai-
rement toute leur pensée à ce sujet, dans la
crainte de laisser soupçonner leur vice honteux, mais ils ne passent aucune occasion
de se venger de la répulsion qu'ils croient
inspirer à l'autre sexe et qu'ils lui inspirent,
en effet, par une réciprocité instinctive
presque inévitable.

« J'ai entendu bien des tristes aveux sur
cette malheureuse perversion d'un instinct
qui paraissait devoir être le plus puissant,
le plus inaltérable de tous. Dernièrement
encore, j'ai reçu de l'unique héritier d'une

grande famille, une lettre pleine de pareilles confidences : « — Je ne puis plus voir, me dit ce malade, dans la plus belle femme, qu'une dégoûtante machine à chair. »

« Les organes flétris ne réveillent donc plus chez eux aucun désir vénérien ; il n'en résulte aucun entraînement vers l'autre sexe, aucune pensée qui lui soit favorable, aucune image voluptueuse qui s'y rapporte. »

VI

EFFETS DE LA MASTURBATION

Différences des abus de l'onanisme et des plaisirs
naturels

Effets sur l'organisme. — Effets sur l'intelligence

Tableau des désordres généraux

Degrés d'intimité

Influences de l'onanisme sur la mentalité

Exemples

Un type complet

VI

EFFETS DE LA MASTURBATION

Différences des abus de l'onanisme et des plaisirs naturels. — Effets sur l'organisme. — Effets sur l'intelligence. — Tableau des désordres généraux. — Degrés d'intensité. — Influence de l'onanisme sur la mentalité. — Exemples. — Un type complet.

La masturbation exerce surtout ses dangereux effets sur les facultés de l'âme, à cause de la sympathie qui existe entre le physique et le moral. Tous les systèmes en souffrent plus ou moins.

Le Dr Fournier a décrit les différences qui existent entre les abus de l'onanisme et ceux de la copulation.

« Si l'on compare entre eux, dit-il, les

effets des plaisirs naturels de l'amour et ceux de la masturbation, il restera démontré que les causes qui se réunissent pour rendre dangereux les excès des premiers, agissent avec beaucoup plus d'énergie dans la seconde, et que plusieurs circonstances, propres à celles-ci, viennent rendre plus graves les résultats de sa fréquente réitération.

« Une cause qui rend l'onanisme plus dangereux que les excès vénériens, résulte de ce qu'il est beaucoup plus facile de se livrer à l'un que d'abuser des autres.

« De plus, lorsque un homme s'adonne avec intempérance aux plaisirs naturels de l'amour, les fatigues qui en résultent pour sa compagne peuvent prévenir son épuisement ; aucune considération, aucun frein ne sont, au contraire, susceptible d'arrêter celui qui abuse de lui-même.

« Le premier est ordinairement obligé d'at-

tendre le moment opportun pour se livrer à
ses excès ; tous les instants conviennent au
second. Celui-ci porte sans cesse avec lui
l'aiguillon qui le tourmente, il trouve alter-
nativement son imagination qui excite ses
organes et ceux-ci qui enflamment son imagination ; tandis que l'autre, ému seulement
par les personnes de l'autres sexe, peut trouver, dans l'absence, un remède facile. Enfin,
nulle cause ne distrait celui qui s'abandonne à l'onanisme, au lieu que mille circonstances viennnent sans cesse distraire et
reposer l'esprit de celui qui a le goût des
femmes. »

Le sentiment de tristesse et de méconten
tement intérieur que l'homme éprouve
après s'être livré à la masturbation, ne se
ressent jamais près d'une femme qui plaît ;
il constitue, chez le masturbateur, un obstacle au rétablissement des organes dans

leur état naturel, et empêche que les pertes soient promptement et facilement réparées. C'est une sensation qui contribue, par conséquent, à rendre les effets de l'onanisme plus durables et plus dangereux.

Pour se rendre compte très exactement des désordres qu'enfante la masturbation, il faut d'abord supposer que l'individu qui s'adonne à ce vice est d'une santé parfaite, qu'il est exempt de toute maladie constitutionnelle héréditaire ou acquise, qu'il vit au milieu de conditions hygiéniques favorables, enfin qu'il est dans les conditions telles que tous les désordres qui se produisent chez lui ne pourront être légitimement rapportés qu'à l'abus ; mais il faut, avant tout, tenir compte de l'âge.

Pendant la période de croissance, la pratique de l'onanisme est plus dangereuse que lorsque le corps a acquis tout son développement et est resté dans la plénitude de sa force physique. Plus tard, quand nous descendons la pente de la vie et que nous entrons peu à peu dans la phase de la vieillesse, les excès vénériens ne sont pas moins funestes que dans l'enfance ; ils le sont même plus, parce que l'énergie de résistance a beaucoup moins de vitalité, de concentration que dans la période de formation, elle s'épuise plus facilement et plus vite.

Dans l'onanisme qui, par sa fréquence, porte le spasme voluptueux au delà de ce que peut supporter l'individu eu égard à son âge, à sa constitution, à sa force, on observe, au bout d'un temps variable, des troubles qui portent à peu près sur toutes les fonctions de l'organisme, mais plus spécialement sur quelques-unes d'entre elles.

Bientôt la fraîcheur, l'animation des traits disparaissent pour faire place à une pâleur blafarde qui, à la longue, devient terreuse ; les yeux perdent leur vivacité et leur brillant, deviennent ternes, languissants, voilés ; le regard n'a plus la même expression d'intelligence : il tourne à l'indifférence, à l'apathie, à l'hébétude. Les pupilles perdent de leur contractibilité et se dilatent en se portant un peu en haut et en dedans. Les traits s'affaissent et se tirent ; la physionomie se change et prend quelque chose d'ennuyé, de préoccupé. La paupière supérieure s'appesantit et retombe un peu sur le globe oculaire ; la paupière inférieure est entourée d'une zone bleuâtre et bistrée. Il est visible qu'une cause quelconque travaille l'organisme et fane et flétrit cette fleur de santé qui s'épanouissait sur la figure.

Joignez à ce changement de la figure, à

la paresse musculaire, à la nonchalance de l'attitude, une moindre aptitude pour les exercices physiques, l'émoussement des facultés intellectuelles, la diminution de la mémoire, des digestions pénibles, un appétit capricieux, des palpitations, des changements inexplicables dans le caractère, la défiance, l'irascibilité, la mélancolie, le goût de la solitude, etc., et vous aurez une esquisse complète de la première impression morbide qu'inflige à l'économie générale l'abus de l'onanisme.

A ce degré, le danger n'est pas irrémédiable; il peut être conjuré chez beaucoup de sujets; s'ils y renoncent, les désordres sont vite réparés. Le bon air avec un régime réparateur, le calme de l'esprit, l'élasticité et la vigueur des forces vitales, à cet âge, en font promptement justice. Mais le mal reparaîtra, et d'autant plus facilement si, après la guérison, un nouvel accès d'onanisme se reproduit, ce qui arrive assez fréquemment.

Maintenant, si l'on suppose que le masturbateur est prédisposé à l'hypocondrie, à l'hystérie, à l'épilepsie, aux tubercules, aux scrofules, il est alors fort possible que, même à ce degré léger, l'onanisme le jette plus ou moins dans ces états morbides, qui viennent singulièrement compliquer l'état latent de ces affections. C'est alors qu'il s'y produit, avec une rapidité exceptionnelle, toute une série d'autres troubles plus profonds qui s'accentuent dans tel ou tel sens et qui montrent jusqu'à quel point peut aller l'aggravation réciproque de la cause par l'effet et de l'effet par la cause.

Dans le second degré d'intensité et sous les complications d'accidents qui lui sont étrangers, l'onanisme altère plus profondément l'organisme et donne bientôt à l'ensemble des effets qu'on sent devoir prendre les apparences d'une teinte de consomption. Ainsi, la température perd la moyenne régulière qu'elle a dans l'état de santé ; elle subit, beaucoup plus qu'auparavant, les variations atmosphériques et les influences du milieu et du régime. De là de fréquentes alternatives de refroidissement et de chaleur qui ressemblent à des accès de fièvres fugaces. Non seulement les forces diminuent, mais la plasticité s'altère et entraîne l'amaigrissement. L'ébranlement du système nerveux se traduit par la débilité générale des muscles, surtout par celle des extrémités inférieures; de là vient quelquefois l'incertitude de la démarche et l'affaissement du tronc; puis à la faiblesse, se joignent des tremblements, des soubresauts permanents ou fugaces.

Vertiges, éblouissements, troubles de la vue, insomnie ou somnolence, sommeil agité, rêves pénibles ou voluptueux, réveil en sursaut, inquiétude incessante, etc., tels sont les phénomènes nerveux qu'on observe souvent dans le premier mois, surtout dans le deuxième degré. Les troubles intellectuels et moraux s'accentuent ou il en survient de nouveaux ; la crainte, le remords, la pusillanimité s'ajoutent à la tristesse, à la mélancolie. Les idées prennent une teinte de plus en plus sombre, la mémoire diminue, le jugement se fausse, l'intelligence s'émousse, les instincts se pervertissent, le sens moral s'oblitère et les sujets se trouvent ainsi aux limites d'une déchéance plus profonde, qu'ils peuvent cotoyer, il est vrai, toute leur vie sans y tomber jamais.

Il est curieux de remarquer que les organes génitaux sont peut-être ceux qui souffrent le moins de leurs propres excès. Cependant, à la longue, ils éprouvent leur part de misères dont ils sont la première cause.

Dans le premier degré, leur fonctionnement, malgré l'abus qu'on en fait, s'exécute à peu près normalement. Plus tard l'érection se fait attendre et demande un redoublement d'excitation. Il en est de même de l'éjaculation, qui s'accompagne quelquefois d'élancements douloureux dans les parties profondes du canal, ou de pesanteur dans les testicules. Le sperme perd peu à peu ses qualités, il devient plus fluide. Au lieu de la faiblesse génitale, c'est quelquefois l'excitation qu'on observe, c'est-à-dire le priapisme presque continuel.

Le priapisme peut être sec, c'est-à-dire sans éjaculation ; ou bien celle-ci se produit au moindre contact et sous la seule influence d'une pensée voluptueuse. Cette incontinence spermatique, d'abord nocturne et diurne, peut avoir lieu aussi avec une érection incomplète.

Toutes ces anomalies s'appliquent surtout à l'enfance et à l'adolescence ; dans l'âge mûr l'organisme subit moins l'influence des excès génitaux.

Parmi les accidents qui se rattachent au deuxième degré, deux des plus graves sont l'étiolement en pleine croissance et l'arrêt du développement. Ils se produisent à une période quelconque de l'enfance, mais peut-être plus dans sa première période et à l'époque de la puberté, que dans les périodes intermédiaires et plus tard.

Au delà de ces deux degrés, il n'y a plus que des cas extraordinaires, qui ne sont en général que des symptômes d'une cause plus générale qui les produit, mme aussi l'onanisme détermine la folie.

Que l'onanisme soit effet ou cause, il
ut arriver à produire dans les organes
nitaux une exaltation qui absorbe pour
nsi dire toutes les autres facultés et qui
it que l'individu ne vit plus que pour ce
ns.

L'épilepsie est, sans contredit, une des
vroses sur la production ou l'aggravation
laquelle l'onanisme paraît avoir la plus
ande influence; beaucoup d'observateurs
t rapporté le cas d'individus qui avaient
véritables accès d'épilepsie, chaque fois
ils se livraient à l'acte vénérien. On
serve pareille chose chez les animaux;
nard avait un chien d'arrêt de forte
le et fort robuste, qui était atteint d'épi-
sie toutes les fois qu'il s'accouplait : —
i vu, dit Zimmerman, un homme de
ans qui devint épileptique après s'être

affaibli par de fréquentes masturbations. Toutes les fois qu'il avait des pollutions nocturnes, il tombait dans un accès d'épilepsie complet. La même chose lui arrivait après la masturbation, dont il ne s'abstenait pas. Il renonça quelque temps à cette pratique et n'eut plus d'accès, mais étant retombé dans ses anciennes habitudes, les accès épileptiques revinrent avec plus de violence, et il en mourut.

Les facultés intellectuelles et affectives ont a souffrir pour le moins autant que les appareils organiques du fait de l'onanisme. Le D\ Vogel a connu un célibataire d'une quarantaine d'années, que l'onanisme avait rendu fou furieux, mais qui depuis longtemps était dans l'état d'imbécilité la plus absolue. Ce malheureux ne proférait jamais une seule parole, il se tenait droit, comme s'il était entièrement privé de vie, il fermait les yeux dès qu'il voyait quelqu'un. Il avait la plus grande partie du jour la tête penchée en avant et se tenait assis dans cette attitude sur une chaise. Son unique occupation était de frotter le pouce et l'index l'un contre l'autre, ou de déchirer une carte en mille petits morceaux. Son visage était pâle, défait, allongé; mais malgré cette situation, il ne passait ni nuit ni jour sans se livrer à l'onanisme.

« La démence est peut-être le genre de folie qu'on observe le plus souvent après la masturbation, dit Deslandes, j'ai vu un exemple remarquable de cette maladie sur un jeune homme de 20 ans, qui s'était livré à tous les excès de cette habitude pendant plusieurs années, il perdit peu à peu et sans pouvoir se le dissimuler, ses facultés mentales, prit ses plus proches, ses meilleurs parents en aversion et finit par tomber dans l'état de démence le plus complet. »

« J'ai vu, dit le Dr Morel, chez un jeune séminariste, des habitudes onanistiques effrénées amener transitoirement des accès de fureur érotique, pendant lesquels ce malheureux ne respectait ni ses sœurs ni l'auteur de ses jours. Lorsqu'il fut confié à mes soins, il était réduit à un état complet d'hébétude, il avait perdu tout souvenir, il n'existait pas chez lui la moindre trace de ses connaissances antérieures, qui avaient été variées à ce que l'on assurait. Il n'avait même conservé aucun des instincts les plus naturels à l'homme ; c'était un dégradé, un idiot dans la plus complète acception du mot. »

« On comprend aisément, dit Pouillet, que le moral de son côté subit des modifications qui ne le cèdent point en morbidité aux désordres de l'intelligence. Les troubles

effectifs, primitivement passagers et subsé-
quents aux manœuvres, ne tardent pas à
s'implanter et même à subsister longtemps
après les habitudes de pollution. Chez les
masturbateurs qu'ils torturent d'une façon
particulière, à qui ils enlèvent toute quié-
tude, pour les plonger dans une véritable
affliction qu'on a vu dégénérer en manies
fort diverses.

Le caractère devient inégal, le sujet
ignore toute gaieté, il est apathique, morose
jusqu'à la taciturnité; s'il sourit, c'est avec
amertume; s'il rit, c'est d'un rire nerveux
forcé, faux et honteux, et conscient de sa
dégradation qu'il croit connue de tous et
qu'il exagère, le manuelliste est gauche,
gêné devant le monde, qu'il n'ose regarder
en face. Il fuit la société qu'il craint, em-
porté par une timidité parfois sauvage,
qu'il connaît, mais qu'il ne peut vaincre.

Dominé par son vice, se sentant surtout sans force contre lui, il éprouve un remords poignant qui l'abime dans une tristesse morne. Semblable au criminel et se sachant répréhensible, il aime l'isolement, en la compagnie de ses complices; et, comprenant qu'il doit cacher ses actes, il use du mensonge, qu'il manie habilement. Tortueux et dissimulé en son langage, jugeant les autres sur lui-même, il ne croit pas à la franchise, érige la méfiance en principe et, se concentrant dans sa personnalité, il finit par s'envelopper dans un égoïsme farouche et quelquefois cruel; témoin le cas suivant : « J'ai connu, rapporte Vanier, à l'hôpital des enfants malades, un petit garçon de 10 ans, chez qui l'amour de la solitude avait développé une si perverse férocité, que pour être délivré d'une petite sœur dont la présence le gênait, il la tua en lui

nfonçant une épingle à cheveux dans l'o-
eille. La justice fit enfermer cet enfant
lans la prison des Madelonnettes, où il
mourut poitrinaire. »

Les aliénistes français et étrangers ont
ous accusé la masturbation d'engendrer la
folie. Erlinger a trouvé 83 fois l'onanisme
comme cause d'aliénation mentale dans l'a-
sile de Wurtemberg. Guislait dit que :
« l'habitude des attouchements solitaires
fait naître une foule de maux ; c'est l'aliénation mentale, la mélancolie, la manie,
c'est le suicide, la démence avec paralysie
surtout. Voici un jeune homme de 18 ans
environ, que la masturbation a réduit à un
état auquel on peut donner le nom de démence et de manie, et l'on est obligé de le
soumettre à une surveillance rigoureuse,
afin d'empêcher, au moins le jour, qu'il ne
se livre à ses habitudes d'excitations. L'in-

fluence de cette cause qui se fait connaître chez lui à je ne sais quelles craintes et quels fantômes qui assiègent son esprit; on constate chez lui une sensiblerie, une hypocondrie toute spéciale, une profonde indifférence de caractère, un affaissement musculaire général. Il est des sujets que cette cause jette dans un état de prostration extrême, d'autant plus prompte à naître que les excès sont commis plus immédiatement à la période de puberté. Lorsque vous voyez une jeune personne de l'un ou l'autre sexe devenir aliénée, il ne faut jamais perdre de vue les rapports génésiques. Ces rapports peuvent être un amour violent contrarié, un amour malheureux, et alors il est facile de saisir là la connexion qui existe entre ces causes et le trouble mental; mais quand l'aliénation se déclare sans qu'on puisse indiquer sa source, il faut chez les jeunes sujets et dans l'immense majorité des cas, diriger son attention sur le vice de l'onanisme. C'est parmi les personnes jeunes qu'il faut principalement soupçonner l'existence de cette cause; néanmoins les émissions spermatiques peuvent, chez les hommes mariés, engendrer l'aliénation mentale. Cela arrive particulièrement chez les riches, qui mènent une vie inactive et se livrent dans l'intimité conjugale à des rapports abusifs. Esquiral a dit que l'aliénation mentale, chez les riches, provient souvent de l'onanisme et l'expérience prouve la justesse de cette observation. »

Voici enfin un type absolu de masturbateur effréné, il est cité par Tissot :

« D....., horloger, avait été sage et avait joui d'une bonne santé jusqu'à l'âge de 18 ans. A cette époque, il se livra à la masturbation, qu'il réitérait tous les jours, souvent jusqu'à 8 fois. L'éjaculation était toujours précédée et accompagnée d'une légère perte de connaissance et d'un mouvement convulsif dans les muscles de la tête, qui la retenait fortement en arrière, pendant que le cou se gonflait extraordinairement. Il ne s'était pas écoulé un an, qu'il commença à sentir une grande faiblesse après chaque acte ; cet avis ne fut pas suffisant pour le corriger, son âme, livrée déjà toute entière à son infamie, n'était plus capable d'idées et la réitération de son crime devenait tous les jours plus fréquente, jusqu'à ce qu'il se trouva dans un état qui lui fit craindre la mort. Sage trop tard, le mal avait déjà fait tant de progrès qu'il ne pouvait être guéri, et les parties génitales étaient devenues si irritables et si faibles, qu'il n'était plus besoin d'un nouvel acte de la part de cet infortuné pour faire épancher la semence.

L'irritation la plus légère procurait sur le champ une érection imparfaite, qui était suivie d'une évacuation de cette liqueur, qui augmentait journellement sa faiblesse. Le spasme qu'il n'éprouvait auparavant que dans le temps de la consommation de l'acte et qui cessait en même temps, était devenu habituel, et l'attaquait souvent sans aucune cause apparente, d'une façon si violente que pendant tout le temps de l'accès, qui durait quelquefois 15 heures, et jamais moins de 8, il éprouvait, dans toutes les parties postérieures du cou, des douleurs si violentes, qu'il poussait, non pas des cris, mais des hurlements.

Il perdit totalement ses forces et languit sans secours pendant plusieurs mois, d'autant plus à plaindre qu'un reste de mémoire, qui ne tarda pas à s'évanouir, ne servait qu'à lui rappeler sans cesse les causes de son malheur et à l'augmenter de toute l'horreur du remords.

Il perdait souvent par le nez un sang pâle et aqueux, une bave lui sortait continuellement de la bouche. Attaqué de diarrhée, il rendait les excréments dans son lit sans s'en apercevoir; le flux de la semence était continuel, les yeux chassieux, troubles, éteints, n'avaient plus la faculté de se mouvoir; le pouls extrêmement petit, vite et fréquent, la respiration très gênée, la maigreur excessive, les pieds œdémateux.

Le désordre de l'esprit n'était pas moindre, il était sans mémoire, sans idées, incapable de lier deux phrases, sans réflexions, sans autre sentiment que celui de la douleur, qui revenait avec les accès au moins tous les 3 jours. On avait peine à reconnaître que ce malheureux, tombé bien au-dessous de la brute, avait appartenu à l'espèce humaine! »

VII

L'ONANISME
DANS LES CONVALESCENCES

Conséquences de l'onanisme chez les blessés
et les opérés
Effets chez les fébricitants
Exemples

VII

L'ONANISME

DANS LES CONVALESCENCES

Conséquences de l'onanisme chez les blessés et les opérés. — Effets chez les fébricitants. — Exemples.

———

Le Dr Fournier s'est attaché à faire ressortir les dangers de l'onanisme dans la convalescence et mettre en garde contre les changements funestes qui surviennent quelquefois dans les blessures, les fréquentes rechutes chez les convalescents. On les attribue, dit-il, à des imprudences commises dans le régime, à un air vicié, à une émotion vive, etc., et on en pense guère à l'onanisme. Cette cause est beaucoup plus fréquente qu'on ne le croit et elle détruit souvent, dans une nuit, ce que les soins du médecin ou la main du chirurgien n'ont obtenu qu'au bout de plusieurs mois.

Fabrice de Hilden a mentionné l'histoire de ce blessé chez qui la masturbation eut des suites mortelles.

Cosme Slotan avait coupé la main à un jeune homme qui l'avait eue meurtrie par un coup de feu; comme il le connaissait crès ardent, il lui défendit sévèrement tout commerce avec sa femme, qu'il avertit du danger. Mais quand tous les accidents furent dissipés et que la guérison était à son terme, le malade, se sentant des désirs auxquels sa femme ne voulut pas répondre, il se procura, sans coït, une émission de semence qui fut immédiatement suivie de fièvre, de délire, de convulsion et d'autres accidents violents dont il mourut au bout de quatre jours.

Schwartz a observé un cas semblable à l'hôpital militaire de Strasbourg :

« Un jeune officier d'artillerie reçut, au premier siège de Kehl, un coup de boulet à la jambe, qui nécessita l'amputation. Les hémorrhagies qu'il avait éprouvées retardèrent un peu la guérison ; mais enfin, le moignon se trouva presque entièrement cicatrisé ; le malade reprit ses forces et sa gaieté ordinaires et se disposait à sortir de l'hôpital, lorsqu'un jour Schwartz découvrit un tache gangréneuse au milieu de la plaie. Le malade était très affaibli, triste et se plaignait d'un froid continuel. Le médecin ne pouvait concevoir la cause du changement survenu aussi subitement ; mais les informations prises près des malades qui étaient couchés à côté de lui et les propres

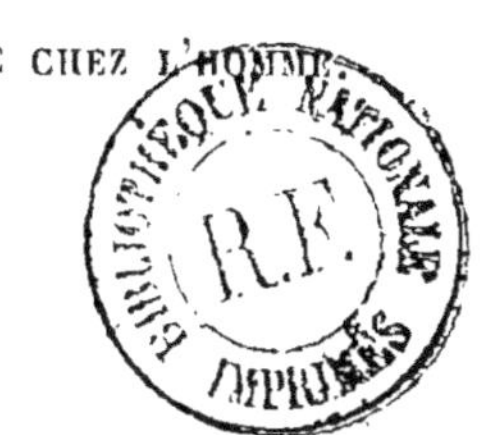

aveux du malade apprirent qu'il avait pratiqué la masturbation plusieurs fois dans la
nuit. La gangrène fit des progrès si rapides
qu'il mourut au bout de huit jours.

« En 1811, dit encore Schwartz, me trou-
vant bloqué avec l'armée française au fort
du pont d'Almaras, en Estramadure, situé
sur les bords du Tage, dans une contrée
humide et marécageuse, il s'y développa
une fièvre intermittente épidémique qui fit
beaucoup de ravages. A cette occasion, j'ai
observé que ceux qui se livraient aux
femmes, les officiers mariés et particulièrement les onanistes, étaient plutôt attaqués
de cette maladie et parvenaient plus dificile-
ment à la guérison.

Les altérations mentales, dit Pouillet,
s'accentuent et se compliquent sous l'influence de l'onanisme ; l'idiot est frappé
d'attaques d'épilepsie et arrive assez rapi-

dement à la stupidité complète, le mélancolique et l'hypocondriaque ont des accès de catalepsie ou d'extase, ils sont portés au suicide. A la monomanie, s'ajoute la paralysie générale ; et la manie, cessant d'être curable, se transforme en abrutissement ou se termine hâtivement par le marasme ou la phtisie.

Les affections cutanées s'exaspèrent, les fébricitants ont des rechutes et voient la fièvre se perpétuer en changeant de type. Comme chez ce jeune officier observé par Schwartz, qui s'était livré à l'onanisme durant sa convalescence et qui éprouva quelques rechutes de sa maladie, il ne parvint à en être quitte qu'au bout d'un an.

« La nature sur le chemin de la guérison fut, dit-il, souvent contrariée dans sa marche par cette malheureuse habitude et ne put atteindre le terme d'une santé parfaite que par une diminution graduelle des symptômes. La fièvre qui, dans le principe était quotidienne, devint tierce, ensuite quarte, quinte, hebdomadaire, et enfin mensuelle, elle se répéta encore quatre fois sous ce dernier type. »

VIII

TRAITEMENT

Traitement par le coït. — Moyens mécaniques
Traitement par les exercices corporels

VIII

TRAITEMENT

Traitement par le coït. — Moyens mécaniques. —
Traitement par les exercices corporels.

———

Nous ne parlerons pas ici des conseils et
des avis que l'on peut donner aux masturbateurs. C'est peut-être un moyen puissant,
mais encore faut-il qu'ils soient donnés par
des personnes expérimentées et dans tous
les cas il ne faudrait pas s'arrêter à des
avertissements salutaires et croire que lorsque le masturbateur persuadé, convaincu
ou terrorisé, promet d'abandonner ses manœuvres, tout est fini. Il faut chercher

mieux. Le Dr Lallemand conseille avec raison le coït : « C'est l'unique moyen, dit-il, véritablement efficace pour le présent et pour l'avenir, le seul qui puisse changer complètement des goûts contre nature en faisant apprécier l'immense distance qui sépare ces tristes jouissances de celles qui sont dans l'ordre physiologique. Pour tout individu pubère, la masturbation n'est qu'un misérable supplément à des relations normales, toujours convoitées, mais rendues impossibles. Ce qui le prouve, c'est que ces images trompeuses occupent alors la pensée et remplacent, pendant la veille, les rêves de la nuit.

Ceux qui se livrent à ces égarements pour donner le change à leur instinct abandonneraient donc facilement l'ombre pour la réalité. C'est ce que savent parfaitement tous les praticiens ; c'est ce qu'ils di-

sent même aux parents. Mais le plus souvent il est impossible de songer au mariage ; l'extrême jeunesse du sujet, l'état
de sa santé, etc., s'y opposent, et j'ai
dit ailleurs quelle responsabilité pèse sur
ceux qui, dans de pareilles circonstances,
prennent une si grave résolution. Dans leur
angoisse bien des pères ont compris ce qui
leur restait à tenter, et quelques-uns ont
été assez heureux pour obtenir un succès prompt et durable. Ces effets de rapports sexuels ont été signalés par Tissot,
par Fournier, par Dégin, et par tous ceux
qui ont écrit sur ce triste sujet, et je ne
puis que louer le Dr Deslandes de la franchise avec laquelle il a émis son opinion
sur le parti qui reste à prendre quand on
n'a plus qu'à opter entre un grand mal et
un mal moindre.

Cependant il arrive un moment où cette

puissante ressource échappe elle-même, parce qu'on a trop longtemps attendu. La perversion de l'instinct génital est alors portée au point que toute femme est prise en aversion, en dégoût; d'ailleurs la fonction ne pourrait plus être remplie; c'est même cette impuissance relative qui change les idées des masturbateurs sur l'autre sexe et qui les ramène forcément au seul plaisir que leurs organes flétris puissent désormais leur procurer.

« Il y a dans l'onanisme une facilité d'exécution qui le rend toujours plus redoutable que le coït. Si donc on était dans le cas d'avoir à choisir entre eux, il n'y aurait pas à hésiter, dit Deslandes. Dans les choses humaines, ce n'est pas toujours entre un mal et un bien que l'on se trouve dans le cas d'opter, ce n'est souvent qu'entre un mal plus grand et un moindre.

On peut donc, sans blesser les lois physiques et morales, souhaiter à un jeune masturbateur, même alors que sa masturbation ne serait pas achevée, des moyens moins dangereux que ceux dont il use pour répondre à l'entraînement de ses passions. »

On a préconisé l'emploi de moyens mécaniques dans le cas ou le sujet, indocile, ou violemment entraîné par son penchant dépravé, ne pourrait s'empêcher de porter les mains à ses organes sexuels. L'application sur les parties génitales d'une lame de cuir ou de métal, qui s'oppose aux attouchements et qui rappelle ces plaques de fer blanc ou de plomb que les athlètes portaient autrefois dans la région lombaire, pour prévenir les polluations nocturnes.

L'usage habituel, pendant le jour, d'un caleçon dont l'ouverture placée à l'arrière et fermée à l'aide d'un cadenas, ne puisse permettre au malade d'exciter ses organes.

L'emploi pour la nuit de chemises plus longues que le corps et que l'on ferme au delà des pieds avec une coulisse pour emprisonner la partie inférieure du tronc.

L'usage d'une camisole fermée par derrière et dont les manches jointes l'une à l'autre, forcent les bras à rester sur la poitrine.

Jacques Lafond a proposé un bandage qui a pour résultat de garantir les personnes adonnées à la masturbation de toute possibilité de l'exécution, en cachant les organes de la génération sous des enveloppes qui, pouvant permettre l'excrétion de l'urine, s'opposeraient à l'onanisme. Les érections peuvent avoir lieu mais, n'étant plus excitées par des attouchements manuels, elles sont de peu de durée et deviennent rares.

Cloquet a imaginé dans le même but un masque de fil de fer, dont les mailles sont assez rapprochées pour empêcher le passage des doigts.

Malheureusement ces moyens n'atteignent pas toujours leur but, les appareils sont souvent rendus inutiles par l'art du masturbateur, qui parvient à déjouer les précautions les plus minutieuses.

Le Dr Blanc dit que, outre leur inutilité assez ordinaire, les entraves mécaniques peuvent occasionner un véritable danger en éveillant, chez les enfants, cet instinct de résistance et de révolte qui est au fond de notre nature, sans parler de l'espèce de dégradation morale à laquelle les expose une contrainte purement physique.

Le Dr Fournier propose l'inpliulation :

« Après avoir tiré le prépuce en dehors, on le perce avec une aiguille enfilée, du dedans en dehors, et de chaque côté, de manière que les deux trous soient vis-à-vis l'un de l'autre, on y laisse le fil jusqu'à ce que les bords des ouvertures soient cicatrisés, et qu'ils aient reçu un certain degré de dureté ou de callosité ; puis on retire le fil et on passe à sa place un fil d'or ou d'argent, on soude les deux extrémités de manière quelles ne puissent être séparées que par le moyen d'une lime. Cette pratique repose sur ce fait anatomique que le prépuce est absolument nécessaire à l'érection du pénis, en effet cet appendice est indispensable pour recouvrir l'organe augmenté de volume. Si on met obstacle à cette fonction du prépuce, on rend l'érection si douloureuse qu'elle devient pour ainsi dire impossible et par conséquent on empêche la masturbation d'une manière à peu près probable.

Le moyen est un peu barbare et nous ne croyons pas plus à son efficacité qu'à celle des autres moyens mécaniques cité plus haut. Le régime, les exercices violents, les travaux pénibles, tout ce qui peut détourner l'imagination des objets qui la fixent habituellement, tels sont les moyens les plus convenables.

FIN

TABLE ANALYTIQUE

		Pages
I. —	APERÇU HISTORIQUE. — Le livre de Tissot. — Origine du terme. — Définition.	7
II. —	CAUSES. — Défaut de satisfaction. — L'Onanisme chez les bêtes. — Les enfants pervers. — Observations. — Influences des professions.	15
III. —	FORMES ET PROCÉDÉS. — Masturbation solitaire. — Onanisme en commun. — Onanisme personnel. — Etranger. — Manuel. — Procédés étranges. — Corps étrangers introduits dans le canal.	31
IV. —	ONANISME COMPLET ET INCOMPLET. — Définition. — Excitation préalable. — Onanisme sans éjaculation — Corps excitateurs dans l'anus. — Cas étranges	49
V. —	AVERSION POUR LES FEMMES. — Dépravation génésique. — Abus.	61

Pages

VI. — Effets de la masturbation. — Différences des abus de l'onanisme et des plaisirs naturels. — Effets sur l'organisme. — Effets sur l'intelligence. — Tableau des désordres généraux. — Degrés d'intensité. — Influence de l'onanisme sur la mentalité. — Exemple. — Un type complet. 69

VII. — L'Onanisme dans les convalescences. — Conséquences de l'onanisme chez les blessés et les opérés. — Effets chez les fébricitants. — Exemples 95

VIII. — Traitement. — Traitement par le coït. — Moyens mécaniques. — Traitement par les exercices corporels. . . 103

N° 1

LA BLENNORRHAGIE

Causes. — Fréquence. — Mode de contagion. — La Blennorrhagie chez l'homme. — Son début, sa marche et sa durée. — Banalite et Balano-phostite. — Paraphimosis. — Orchite. — Blennorrhagie chez la femme. — Uréthrite. — Vulvite. — Vaginite. — Végétations. — Complications de la Blennorrhagie — Rhumatisme et opthalmie blennorrhagiques. — Retrécissements. — Rétention d'urine. — Goutte militaire. — Le Gonocoque.

N° 2

LA SYPHILIS

Historique. — La virulence. — Le chancre infectant. — Les plaques muqueuses. — Le mode de contagion. — Les degrés. — Accidents consécutifs. — Hérédité. — Infection de l'enfant sans contagion pour la mère. — Infection de l'enfant par l'allaitement. — Infection de la nourrice. — Immunité des syphilitiques à une seconde infection. — Maladies provenant de la syphilis par hérédité. — Traitement.

LA PÉDÉRASTIE

La prostitution pédéraste, le chantage, exemples.
Les mœurs des pédérastes, caractères extérieurs. —
Pédérastes actifs et passifs. — Observations médico-
légales. — Les signes de la pédérastie. — Déforma-
tions de l'anus et de la verge. — Les uranistes dans
la société. — Leur caractère morbide. — Perversion
et perversité — Le dégoût de la femme.—Les inver-
tis-nés et les invertis occasionnels. — Les causes.

L'AMOUR ET L'ACCOUPLEMENT

Les organes génitaux de l'homme et de la femme,
leur description et leurs fonctions. — Le sperme.
— Les ovaires et l'ovulation. — La puberté et la nu
bilité. — Le mécanisme du coït. — La volupté. —
L'appétit vénérien. — Modes divers d'accouplement.
— La recherche de la volupté. — L'orgasne vénérien.
L'éjaculation.

NOUVELLE LIBRAIRIE MÉDICALE
39, *rue de Trévise, à Paris*

Collection à 1 franc le volume

N° 7

LA PROCRÉATION

Le mécanisme de la fécondation, rencontre du sperme et de l'ovule, leur fusion, le germe, historique de la question. — Théories anciennes. — Moment propice à la fécondation. — La grossesse, signes certains ou incertains. — Début, progression. — Indication des sexes. — L'accouchement, les douleurs. — Description et terminaison. — L'accouchement chez tous les peuples, postures et pratiques. — Les jumeaux. — Comment se forment les monstres. — Les envies, ce qu'elles sont. — Nains et géants. — Cas d'enfants extraordinaires.

N° 8

LA MENSTRUATION

La matrice et les ovaires, apparition des règles, causes des règles, l'ovule et l'ovulation, chute de l'ovule, congestion des organes, durée des règles, complications. — L'âge critique, son début, son caractère. — Accidents et maladies. — Influence de l'âge critique sur l'économie générale.

NOUVELLE LIBRAIRIE MÉDICALE
39, rue de Trévise, à Paris

Collection à 1 franc le volume

N° 9

Impuissance et Stérilité

L'impuissance chez l'homme, par défauts de désirs, par dégoût, par défaut d'érection complète, par défaut de conformation. — Stérilité par défaut d'éjaculation, par absence de sparmatozoïdes. — Impuissance chez la femme par vaginisme, par vice de conformation. — Stérilité occasionnelle et momentanée, absence de règles par maladies.

N° 10

L'HERMAPHRODISME

Définition et variétés. — Historique. — Les neufs sortes d'hermaphrodisme. — Malformation masculine et féminine.— Exemples.— Formation des hermaphrodites. — Les hermaphrodites devant la loi. — Mariage. — Erreur de personne. — L'état-civil des hermaphrodites. — Erreur de déclaration. — Les cas célèbres. — L'appétit sexuel chez les hermaphrodites. — L'infantilisme. — Arrêt de développement. — Le féminisme. — L'homme-femme. — La femme-homme.— Les Gynécomastes ou hommes à mamelle avec sécrétion lactée. — Types de Gynécomastes.— Arrêt du développement des testicules. — Exemples.

NOUVELLE LIBRAIRIE MÉDICALE
39, *rue de Trévise, à Paris*

Collection à 1 franc le volume

N° 13

L'HYSTÉRIE

Son histoire. — Les hommes hystériques. — Caractère de l'hystérie, sa fréquence et ses causes. — Ses degrés. — Ses accès, débuts et durée. — Observations. — La folie hystérique, définition et caractère. — La Salpétrière. — Cas célèbres.

N° 14

L'Hypnotisme

Son histoire. — Les magnétiseurs. — Le somnambulisme. — Les hystériques et l'hypnotisme. — Sujets hypnotisables. — Procédés employés pour produire la léthargie, la catalepsie et la contracture. — Curieux exemples de ces divers états. — La suggestion, l'hypnotisé assassin, son réveil. — Oubli complet de l'acte. — Obéissance passive. — L'hallucination. — Curieuses observations.

NOUVELLE LIBRAIRIE MÉDICALE

39, *rue de Trévise, à Paris*

Collection à 1 franc le volume

N° 17

HYGIÈNE ET RÉGÉNÉRATION

Les forces sexuelles de l'homme, leur conservation par l'hygiène. — La sécurité en amour, moyens d'y pourvoir. — Les forces affaiblies rendues sans dangers. — L'hygiène de la femme amoureuse. — Beauté du corps, conservation des seins, leur blancheur et leur fermeté; tonicité des organes génitaux. — Recettes et procédés.

N° 18

L'AVORTEMENT

Avortement naturel spontané. — Les causes acquises ou héréditaires. — Avortement accidentel. — Causes, émotions morales. — Maladies. — Ebranlements physiques. — Avortement provoqué. — Médecine légale. — Fait matériel. — Intention. — Conséquences. — Preuves. — Le produit de la conception. — Simulation. — Manœuvres abortives. — Coups, chûtes, tamponnements. — Drogues.

NOUVELLE LIBRAIRIE MEDICALE

39, *rue de Trévise, à Paris*

Nº 19

LES MORPHINOMANES

Les Fumeurs d'Opium

La morphine. — Ses effets. — Causes de la morphinomanie. — Habitude acquise. — Souffrances. — Délices et voluptés. — Exaltation et dépression vitales. — Désordres du système nerveux. — Les hystériques et la morphinomanie. — Désordres intellectuels. — L'appareil sexuel. — L'opium en Orient. — Mangeurs et fumeurs d'opium. — Mangeurs d'opium en France. — L'opium des fumeurs. — Sa préparation. — La pipe et la manière de s'en servir. — Effets de l'opium sur l'homme et les animaux. — Sommeil, rêves. — Ravages de l'opium.

Nº 20

Le Mariage et son Hygiène

Du mariage au point de vue sexuel. — Puberté et nubilité. — Danger de la précocité. — L'âge de la fécondité. — Mariages consanguins et le résultat de la conception. — L'amour physique dans le mariage. — Première nuit de noce. — Le vaginisme. — Les fins du mariage. — Les fraudes conjugales. — Variétés. — Leurs dangers. — Exemples. — L'hygiène des sexes. — Le coït dans la grossesse. — Possibilité d'avortement. — Le coït dans l'âge critique. — Hygiène de l'âge critique.

www.ingramcontent.com/pod-product-compliance
Lightning Source LLC
LaVergne TN
LVHW050623060726
842527LV00004B/1168